AF369411

REMÈDE

DU S.ᴿ QUIRET,

POUR GUÉRIR

LA MALADIE DE LA GALE,

ET

RAPPORT

DE LA

SOCIÉTÉ ROYALE DE MÉDECINE.

A PARIS,

DE L'IMPRIMERIE ROYALE.

M. DCCLXXXVII.

BIBLIOTHÈQUE ROYALE

REMÈDE
DU S.ᴿ QUIRET,

Pour guérir la maladie de la gale.

Prenez un œuf, ouvrez-en l'écale, pour en extraire exactement tout le blanc.

Prenez un quarteron de foufre en poudre, dont vous ferez entrer une partie dans l'écale, en le délayant avec le jaune, jufqu'à confiftance d'une bonne pâte.

Fermez l'œuf avec un deffus de papier, & enfermez le tout dans une enveloppe de terre glaife.

Mettez-le cuire enfuite dans la cendre, jufqu'à ce que l'exacte defficcation de la terre environnante annonce une cuiffon parfaite du contenu.

Retirez-le du feu, ôtez l'écale, réduifez la pâte en poudre, en la broyant dans la main, avec un peu de fleur de foufre.

A

Prenez un quarteron de vieux-oing que vous ferez fondre & clarifier, & que vous mêlerez avec la poudre ci-deſſus, en les remuant enſemble juſqu'à ce que le tout ſoit figé & ait pris conſiſtance.

Manière d'employer le remède.

LA manière de ſe ſervir de cet onguent, eſt d'en prendre dans la main & de s'en frotter partout le corps.

La doſe ci-deſſus doit ſuffire à la guériſon de la plus forte gale; on l'emploie en trois frictions, un jour entre deux, & le ſoir avant de ſe coucher, ainſi la guériſon ſe fait en ſix jours au plus, & n'exige ni préparatiou ni régime. Il ſuffit de ſe laver après le terme des trois frictions, & quand il reſteroit quelques rougeurs, elles ne tarderont pas à s'effacer, & l'on devroit toujours s'en tenir - là.

EXTRAIT DES REGISTRES
De la Société royale de Médecine.

Séance du 24 Août 1786.

Nous avons déjà rendu compte à la Société royale de Médecine, de différens objets relatifs à un remède proposé par M. l'abbé Quiret (directeur de la maison des Bleuets & Bapaume à Lille en Flandre), pour guérir la gale, sans être obligé de recourir à aucun remède interne, & seulement par le moyen de trois ou tout au plus quatre frictions faites avec une pommade dont il fait connoître la composition.

Ce premier rapport dressé d'après les rapports très-avantageux faits par M.rs Girardeau & Collon, chirurgiens des maisons de la Salpétrière & de Bicêtre, en consé-quence d'expériences très-heureuses & très-multipliées, & qu'on dit avoir été depuis renouvelées dans les mêmes maisons, avec un succès non moins prompt & non moins complet, ne pouvoit qu'être favorable au remède de M. l'abbé Quiret, sous le point de vue de son utilité.

En même temps cependant, nous avons fait remarquer que ce remède, relativement aux substances desquelles paroît dépendre essentiellement sa vertu, n'étoit nulle-ment nouveau ; qu'à la vérité sa préparation nous paroissoit pour lors peu commune & pouvoit être nouvelle, quelle que fût son influence sur l'effet curatif. Aujourd'hui nous

A ij

(4)

fommes en état d'affurer que cette préparation eft parfaitement connue & très-vulgairement employée dans
toute la Champagne, & peut-être encore dans différentes
provinces de la France. Nous pouvons affurer que la
pommade employée communément à la maifon du
dépôt de Saint-Denys, n'en diffère que peu, & il étoit
difficile de croire que cette différence, petite en apparence, fût capable d'en produire une grande dans les
effets.

Nous avons encore annoncé dans notre premier rapport,
que c'étoit un abus que de prétendre indiftinctement qu'un
remède quel qu'il foit, n'exige chez le malade aucune
préparation, encore plus de ne faire aucune diftinction
de la nature & des caufes de la gale qu'on fe propofe
de traiter.

Nous ajouterons ici de plus que, relativement à la préparation des malades, il y a une diftinction importante
à faire ; il eft des préparations qui font déterminées par
la nature du remède, il en eft qui le font par la nature
de la maladie, il en eft encore qui le font par la conftitution du malade : celles-ci, quand elles font indiquées,
ne peuvent être évitées dans aucune méthode, telle
qu'elle foit, à moins que cette méthode ne remplît
directement par elle-même l'indication accefToire ; &
alors, par cela même, elle ne pourroit pas être univer-
felle. Les préparations relatives à la maladie ne peuvent
de même être éludées, fi la gale a un caractère peu ordi-
naire, particulier à l'individu, aux circonftances, aux

caufes qui l'ont produite; telles font les gales critiques, les gales fcorbutiques, vénériennes, &c. Enfin quant à la nature du remède, il eft poffible, quand le malade eft d'ailleurs fain, qu'il n'eft point remarquablement pléthorique ni cacochyme, quand les caufes environnantes ne contrarient point l'action du remède , quand la gale eft fimple & contractée par contagion, il eft poffible, difons-nous, qu'un remède guériffe fans exiger de préparation, & on le fait, foit d'après l'expérience , foit par la connoiffance que l'on a de fa manière d'agir; c'eft donc à ces termes qu'il faut réduire toutes les promeffes de ce genre qui ne peuvent être faites dans un fens plus étendu, que par des perfonnes qui ne connoiffent point ce que la raifon & l'expérience doivent avoir appris à tous les médecins.

Telles étoient donc les réflexions que nous avons faites dans notre premier rapport, & fur lefquelles nous infiftons encore dans celui-ci.

Mais, pour décider en connoiffance de caufe, de la valeur du remède de M. Quiret, & de la préférence qu'il peut prétendre fur les autres , il falloit faire par nous-mêmes des expériences dont nous puiffions répondre, quoique nous n'euffions nulle envie de foupçonner l'exactitude de celles dont on nous avoit communiqué l'état.

C'eft donc de nos propres expériences que nous allons rendre compte à la compagnie.

Le lieu qui nous a été indiqué pour les faire , eft la maifon du dépôt de mendicité de Saint-Denys près Paris.

Nous nous y fommes réndus le 13 mai 1786, Mrs Delalouette, Jeanroi, de Juffieu, Andry, Colombier, Dehorne, de Chamferu, Vicq-d'Azir & moi. Nous y avons trouvé M. l'abbé Quiret & le médecin, ainfi que le chirurgien de la maifon, Mrs Davan & Boulay.

On nous préfenta alors un certain nombre de galeux, parmi lefquels nous en choifimes vingt-un : on nous en a préfenté depuis dix autres, & le nombre total de nos expériences faites avec le remède de M. Quiret, a monté à trente-un. Nous avons dreffé le procès-verbal de l'état des malades, qui a été figné de nous, & de Mrs Davan & Boulay.

Nous avons ajouté au procès-verbal, d'après le dire de M. l'abbé Quiret, préfent, ce qui fuit :

« M. l'*abbé Quiret* annonce qu'il n'a jamais employé » que trois frictions pour le traitement des gales ; que » cependant on avoit fouvent jugé à propos d'en faire » quatre, parce que les apparences extérieures n'étoient » pas difparues affez promptement ; ils convient auffi que » les gales croûteufes exigent qu'on attende encore huit » jours après le traitement fini, pour que la guérifon » paroiffe confirmée ; cependant il affure que malgré cela, » le nombre de trois frictions eft fuffifant, foit que le fuccès » foit immédiat, foit qu'il tarde quelques jours.

» M. l'abbé, en outre, ne fait aucune diftinction entre » les gales, relativement à leurs caufes, foit qu'elles foient » récemment communiquées, foit qu'elles foient anciennes, » foit qu'elles aient réfifté à d'autres traitemens.

Ce que M. l'abbé Quiret a certifié conforme à fes »
prétentions , & a figné ». P. F. J. Quiret, directeur des
Bleuets & Bapaume.

Nous avons en fus ajouté la réflexion fuivante.

» Il paroît d'après cela que l'expérience de M. l'abbé
Quiret ne lui a rien appris fur les gales compliquées «
avec diverfes autres affections , ni fur celles qui paroif- «
fent n'être que la crife de certaines maladies dégénérées. «
En conféquence , nous nous fommes bornés à deux «
expériences feulement fur des gales compliquées , ayant «
divifé les autres en trois claffes, de gales fimples & récentes , «
de gales anciennes & de gales rebelles à divers traite- «
mens » : & ont figné les préfens ci-deffus nommés.

Cela fait, nous nous fommes tranfportés deux à deux,
en différens jours, à la maifon du dépôt, pour être témoins
des progrès du traitement que M. Quiret a dirigé fous
les yeux de M. Davan, médecin de cette maifon. Nous
avons dreffé chaque fois un nouveau procès-verbal de
l'état des malades , figné des commiffaires préfens, de
M. Davan, médecin du dépôt, & de M. l'abbé Quiret,
favoir les 16 , 18 , 20 , 28 , 31 mai & 8 juin ; enfin le
6 juillet fuivant, tous les commiffaires fe font réunis de
nouveau , & ont fait un dernier procès - verbal figné de
tous les préfens, de M.ʳˢ Davan & Boulay, & de M. l'abbé
Quiret.

L'éloignement du lieu dont le choix avoit été déterminé
par des raifons qu'il eft inutile d'expofer ici , ne nous a
pas permis de nous rendre tous les jours au traitement ;

nous y avons fuppléé par l'exactitude fcrupuleufe de nos obfervations.

Voici quel a été le réfultat des expériences.

Gales récemment contractées.

I.

Le nommé Rouillard, âgé de trente-fept ans, avoit, lors du premier examen, une gale peu abondante, bornée aux poignets & à l'intérieur des mains, elle n'étoit point ulcéreufe ; il y avoit fur le dos quelques puftules éparfes. Cette gale ne datoit pas de plus de deux mois. L'homme étoit robufte & d'une conftitution fanguine, & avoit l'apparence d'une bonne fanté.

Admis au traitement le 13 mai, il a éprouvé trois frictions en tout, adminiftrées de deux jours l'un, à dater du 14.

Le 20 mai, les boutons étoient amortis, les démangeaifons diminuées ; M. l'abbé Quiret le regardoit comme guéri. Il fut regardé comme tel par les commiffaires, le 28 ; il fut baigné le 29 avec les autres malades foumis au traitement.

Le 31, on conftata que des *boutons lymphatiques* avoient paru aux mains, mais fans démangeaifons, que tous les anciens étoient difparus.

Le 8 juin, on aperçut des boutons, qu'on jugea galeux, fur le ventre, & cependant M. l'abbé Quiret ne jugea pas à propos qu'on fît une quatrième friction.

Enfin le 6 juillet, on n'a plus trouvé de boutons galeux, mais encore à la main droite des reftes de rougeurs qui

n'étoient

n'étoient pas exempts de ſuintement, qu'on ne pouvoit s'empêcher de regarder comme des ſuites de la gale, mais qui ont été reconnues, dans toute eſpèce de traitement, ne pouvoir céder qu'aux purgatifs & aux tiſanes amères.

Ici nous ferons une remarque eſſentielle, & appliquable à tous ceux qui ont été dans le même cas que Rouillard, c'eſt qu'il y a une diſtinction à faire entre les boutons qui ſe manifeſtent chez les galeux, ſoit avant, ſoit pendant, ſoit après le traitement.

Les premiers boutons, ceux qui caractériſent vraiment la gale, ſont des tumeurs plus ou moins larges, dont les plus petites ſont moins fortes qu'un grain de millet ; les plus groſſes, quand elles ſont iſolées, excèdent un peu la largeur d'une lentille, elles ſont plus ou moins élevées, tantôt d'une couleur peu différente de celle du reſte de la peau, tantôt rouges, & toujours ſuſceptibles de s'animer & de s'enflammer quand on les gratte ſouvent. Les plus larges ſont ordinairement les plus vives & les plus rouges, & il eſt probable qu'elles ne deviennent telles, que quand elles ont été fort irritées en grattant ; elles ſont accompagnées d'une demangeaiſon plus ou moins forte qui augmente la nuit par la chaleur du lit, & ſouvent ôte tout-à-fait le ſommeil ; elles ſont placées ſur-tout dans l'interſtice des doigts, vers le pli du poignet, vers celui du coude & de l'aiſſelle, ſur le dos, la poitrine, le bas-ventre, vers l'aine, à l'intérieur des cuiſſes, au pli du jarret & autour du talon.

B

Mais ce qui caractérife fur-tout la puftule galeufe, outre la demangeaifon, c'eft que la bafe en eft ferme au tact, point douloureufe lorfqu'elle n'eft point irritée, & que la pointe fe termine par une véficule criftalline & très-petite. Cette véficule fe crève, foit feule, foit quand on l'a grattée, & alors la liqueur qui l'emplit fe répand & fe sèche; & dans les unes, l'extrémité des boutons refte ainfi sèche & noircit; c'eft ce qui arrive aux gales de la petite efpèce, qu'on nomme *miliaires* ou *canines ;* dans les autres la pointe refte vive, & fournit un fuintement affez confidérable, qui quelquefois forme une croûte large fous laquelle s'accumule de nouvelle eau, & enfin affez fouvent de la fuppuration. Ces derniers boutons font les plus larges, & forment ce qu'on appelle la *groffe gale ;* ce font ceux qui font fouvent rouges, fort animés & quelquefois *confluens ,* c'eft-à-dire, que plufieurs fe confondent en une feule tumeur, dont les fommets réunis font des exulcérations plus larges & des croûtes étendues ; au lieu que les boutons *miliaires* ou de *gale canine* fe groupent fouvent, mais fe confondent rarement, & d'ailleurs tourmentent ordinairement les malades par une demangeaifon plus pénible & plus infupportable.

Quand on ne traite point la gale, on obferve quelquefois que la liqueur de la véficule épanchée, fait naître autour du bouton qui l'a fournie, de nouvelles puftules galeufes qui fe reproduifent ainfi fucceffivement.

Telle eft l'éruption caractériftique de la gale : elle augmente fouvent d'une manière fenfible durant le trai-

tement, & sur-tout au commencement; mais si le traitement s'opère par des frictions, les nouveaux boutons
ne gardent pas long-temps leurs vésicules, & l'on n'a
guère le loisir de les observer.

Sur la fin, il sort vaguement & sans ordre, d'autres
boutons qui sont différens; ce sont les boutons que nous
avons nommés *lymphatiques;* leur base n'est pas solide
comme celle des premiers boutons, ils sont tout entiers
vésiculeux & demi-transparens. L'épiderme de ces
vésicules paroît plus ferme & plus épaisse que celle qui
termine la pointe du vrai bouton galeux; il faut plus
d'effort pour la rompre, & elle ne forme point de
croûte ni de suintement. Cette espèce de boutons sort
quelquefois avec demangeaison & souvent sans demangeaison; elle paroît sur-tout aux interstices des doigts
& aux plis du poignet.

Enfin, sur la fin & après le traitement, il se fait quelquefois une autre espèce d'éruption qui consiste en des
tumeurs rouges, souvent suppurantes à l'extrémité, moins
fastigiées, plus plates, & d'une circonférence moins pré-
cise que les boutons galeux; elle n'excite pas ordinairement de demangeaisons. La continuation du traitement ne fait souvent que les augmenter, & si l'on cesse,
elles se détruisent d'elles-mêmes, ou cèdent aux purgatifs & à la tisane de patience; ces derniers boutons
varient même suivant la nature des substances qui forment
la base du remède qu'on emploie. Dans l'histoire du
traitement par la *dentelaire,* on voit que cette espèce de

tumeurs a été beaucoup plus groſſe & a ſuppuré beaucoup plus profondément que celles que nous avons vues ſur les malades traités par la méthode de M. Quiret. Ces boutons ont ordinairement le caractère flegmoneux.

Ainſi nous diſtinguerons les boutons que nous avons obſervés dans le traitement de la gale, en *boutons vraiment galeux*, en *boutons lymphatiques*, & en *boutons flegmoneux.*

Maintenant, pour reprendre l'hiſtoire de notre traitement,

J. Rouillard, a été frotté trois fois, de deux jours l'un, à commencer du 14 mai.

Quoiqu'il ait paru d'abord guéri du 20 au 28, il a eu depuis de nouveaux boutons qui ſe font diſſipés ſans nouvelle friction.

Le 6 juillet, il avoit ſeulement de ces boutons flegmoneux, qui ſont de nature à exiger le ſecours des purgatifs & des tiſanes amères.

I I.

Gremini , âgé de vingt-ſix ans , avoit, le 13 mai, un très-petit nombre de boutons galeux , mais toute l'habitude du corps étoit couverte de petits points rouge-pourpre, ſemblables à des piqûres de puces, & qui, à ce qu'il diſoit, étoient accompagnés de beaucoup de demangeaiſon ; ſa gale, d'ailleurs fort légère, datoit de quinze jours : il a été frotté trois fois.

Le 18, après deux frictions, les boutons galeux étoient preſque entièrement diſparus , & la demangeaiſon étoit moins conſidérable. Cette demangeaiſon n'a cependant ceffé que le 28 mai; il a été baigné le 29, & de ce moment il a paru bien guéri.

I I I.

Étienne Feffu, d'une habitude cacochyme, âgé de foixante ans, avoit, le 13 mai, la gale depuis deux mois, gagnée dans la maifon même du Dépôt; il avoit quelques boutons au ventre, plufieurs aux poignets & dans les interftices des doigts; fa gale n'étoit pas fort animée ni croûteufe: il a été frotté trois fois.

Le 18 mai, avant la troifième friction, les boutons des poignets étoient amortis, ceux du ventre n'exiftoient plus, mais il en avoit paru de nouveaux aux cuiffes, avec demangeaifon. Il a pris, comme les autres, un bain le 29; le 31 mai, il y avoit encore des boutons & des demangeaifons; malgré cela M. l'abbé Quiret n'a pas jugé à propos qu'on fît une quatrième friction : le 8 juin, il y avoit encore des croûtes au poignet fans demangeaifon.

Le 6 juillet, il ne s'eft plus trouvé fur le corps de boutons vraiment galeux, mais il y avoit au poignet des rougeurs qui exigeoient une purgation.

I V.

Renaud, âgé de cinquante-neuf ans, avoit la gale depuis un mois; elle avoit été beaucoup plus abondante qu'elle ne paroiffoit; il n'avoit cependant pas été traité, mais fa gale s'étoit amortie, pour avoir couché quelque temps dans des draps qui avoient fervi à des galeux durant leur traitement.

Renaud a été frotté quatre fois, son traitement n'a commencé que le 16 au soir; il avoit encore quelques nouveaux boutons, avec des demangeaisons, le 20 mai, & même le 28 : il a été baigné le 29, le 31 il a paru guéri, & sa guérison s'est soutenue.

V.

Étienne Hubert, âgé de quatorze ans, avoit le 13 mai, une gale qu'il gardoit depuis un mois ; elle étoit simple, mais très-abondante sur le corps & sur les cuisses.

Il a été frotté cinq fois, à commencer du 14 au soir ; la quatrième friction a été faite le soir du 20, & la cinquième le 28, à cause des nouveaux boutons qui paroissoient encore accompagnés de demangeaisons & de chaleur.

Le 31, il été baigné, les demangeaisons étoient cessées, il n'y avoit plus que des croûtes & quelques boutons suppurans ; le 8 juin, le même état se soutenoit ; enfin le 6 juillet, comme les boutons flegmoneux existoient encore, ainsi que chez Rouillard, il a été décidé qu'on le purgeroit aussi.

V I.

Gabriel Cochin, âgé de cinquante ans, avoit le 13 mai, la gale depuis trois semaines ; elle étoit petite, assez abondante sur les épaules & sur les jambes, mais en petite quantité sur les mains ; il a été frotté quatre fois ; la quatrième friction a été faite le 20 mai, parce qu'il y avoit encore des demangeaisons & qu'il avoit reparu de nouveaux boutons du genre de ceux que nous avons nommés *lymphatiques.*

Le 28, il y avoit encore de nouveaux boutons & de fortes demangeaifons au poignet & dans l'interftice des doigts.

Dans la nuit du 30 au 31, il étoit encore forti des boutons lymphatiques avec beaucoup de demangeaifons, quoiqu'il eût été baigné le 29.

L'état étoit le même le 8 juin, cependant M. l'abbé Quiret n'a pas voulu employer une cinquième friction.

Le 6 juillet, quoique ce malade eût été purgé deux fois, relativement à d'autres accidens, il reparoiffoit encore quelques boutons entre le petit doigt & l'annulaire de la main gauche; cependant M. l'abbé Quiret n'a pas voulu qu'on le frottât davantage.

V I I.

Félix, âgé de quatorze ans, avoit une gale légère aux mains, elle datoit de fix femaines; il a été frotté trois fois, à commencer du 14, il a été baigné comme les autres le 29; le 31 il y avoit encore aux doigts quelques boutons lymphatiques, mais les demangeaifons avoient ceffé le 30.

Le 8 juin, il paroiffoit guéri.

Le 6 juillet, on jugea qu'il avoit befoin d'être purgé, à caufe de quelques boutons, qui cependant n'avoient point l'afpect galeux.

V I I I.

J. F. Feron, âgé de feize ans & demi, avoit la gale depuis un mois, elle étoit peu abondante, mais bien marquée au poignet & dans l'interftice des doigts ; il a été frotté trois frois.

Le 20 mai, il n'avoit déjà plus que les places rouges des boutons tombés ; il a été baigné le 29 , & n'a plus eu ni boutons, ni aucune trace de gale.

I X.

Richer, âgé de fept ans, avoit, le 13, une gale affez abondante fur le corps & fur les bras, accompagnée de beaucoup de demangeaifons ; il a été frotté trois fois.

Le 20 , il y avoit encore de nouveaux boutons, & les places des anciens étoient fort rouges. Il a encore paru depuis quelques boutons vagues , fans demangeaifons , qui exiftoient le 28 ; il a été baigné le 29 ; le 31 , il n'avoit plus d'apparence de gale , & depuis il a paru conftamment guéri.

X.

Lazare Hubert, âgé de vingt-cinq ans, avoit une gale de trois femaines de date , croûteufe & fuppurante aux poignets & au coude ; il a été frotté quatre fois, à dater du 14 mai.

Le 18, avant la troifième friction , il avoit paru des boutons à la poitrine & aux bras, avec demangeaifon ; le 20, de nouveaux boutons avoient encore reparu, toujours avec demangeaifon, & M. l'abbé Quiret a demandé une quatrième friction ; le 28 , il y avoit encore des demangeaifons & quelques boutons, il a été baigné le 29.

Le 31, il n'y avoit que quelques boutons lymphatiques, & point de demangeaifons ; le 8 juin fuivant, il a paru complétement guéri , mais ayant été malade depuis, il a été purgé, s'eft bien rétabli, & la guérifon s'eft foutenue,

XI.

X I.

Claude Perrot, âgé de vingt ans , avoit une gale très-petite & affez abondante , répandue fur le dos , le ventre & les cuiffes , elle datoit d'environ un mois ; il étoit alors fujet à quelques accès de fièvre occafionnés par une convalefcence incomplète ; il a été frotté trois fois , à dater du 14.

La demangeaifon a duré jufqu'au 29 , il a été baigné , & depuis a paru conftamment guéri.

X I I.

André Marchand, âgé de cinquante-quatre ans , avoit une gale qui datoit de trois femaines , affez abondante fur le dos , les épaules & le ventre , mais fort fimple ; il a été frotté trois fois.

Le 20 , il pouffoit encore de nouveaux boutons avec demangeaifons. Le 28 , il n'avoit plus de boutons , les demangeaifons fubfiftoient ; il a été baigné le 29 ; le 31 , il a paru guéri , le 8 juin de même ; le 6 juillet , il a paru de nouveaux boutons fort équivoques au bras droit. Il a été jugé qu'il prendroit de la racine de patience , & qu'il feroit purgé.

X I I I.

Le nommé *Boulonnois* , foldat-pionnier , âgé de vingt ans , avoit une gale sèche & très-abondante , répandue fur tout le corps , notamment fur la poitrine , le ventre , le dos , les cuiffes , le fcrotum & la verge , il en avoit très-peu aux mains ; cette gale datoit de trois mois , & n'avoit pas été traitée. Il s'eft préfenté le 16 mai , & a été frotté pour

C

la première fois ce jour-là même ; il a été en tout frotté trois fois.

Le 28, il n'y avoit plus de demangeaisons, mais il paroissoit encore des boutons qui ne tardèrent pas à s'amortir & à s'effacer ; il a été baigné comme les autres le 29, ce qui l'a beaucoup soulagé, & le 31, il paroissoit guéri ; sa guérison s'est soutenue constamment.

X I V.

Villars, âgé de quinze ans, avoit aussi une gale sèche, mais moins abondante que Boulonnois ; elle étoit aussi répandue par tout le corps, mais plus abondamment aux poignets. Cette gale datoit de huit jours ; il s'est présenté le 16, a été frotté trois fois, à commencer de ce jour même.

Les demangeaisons ont augmenté durant le traitement, & il a paru beaucoup de nouveaux boutons. Le 28, il y avoit encore de la demangeaison aux poignets, avec des boutons éteints. Le bain du 29 a fait à ce malade beaucoup de bien, & a dissipé la demangeaison ; il paroissoit guéri le 31 : le 8 juin, il y avoit encore quelques boutons qui avoient paru depuis le 31 mai, mais sans demangeaison ; il a paru complétement guéri le 6 juillet.

X V.

Resson, âgé de dix-neuf ans, présenté au traitement le 16, avoit eu la gale deux mois & demi auparavant. Il avoit été traité dans la maison ; la gale avoit disparu ; il étoit sorti du dépôt : ayant été repris, la gale n'a pas tardé à reparoître ; cette gale étoit petite , sèche , abondante fur tout le corps, il a été frotté trois fois, à dater du 16.

Le 20, avant la troifième friction , les demangeaifons étoient encore fortes , & il paroiffoit beaucoup de nouveaux boutons. Le 28, il y avoit encore & des démangeaifons & de nouveaux boutons ; bains le 29 ; le 31, il y avoit démangeaifon aux bras ; le 8 juin, il paroiffoit guéri , & fa guérifon fe foutenoit encore le 6 juillet.

X V I.

Delorme, âgé de quinze ans, préfenté le 16, avoit une gale qui datoit de huit jours, petite, abondante fur les bras & les poignets, éparfe & rare fur le refte du corps.

Il a été frotté trois fois, à dater du 16; il a pouffé de nouveaux boutons jufqu'au 28 mai; le 31, il paroiffoit guéri, il avoit été baigné le 29 : fa guérifon s'eft foutenue.

X V I I.

Duret, âgé de feize ans, avoit une gale peu abondante répandue fur la poitrine, le ventre & les cuiffes ; elle datoit d'un mois : il s'eft préfenté le 16, & a été frotté pour la première fois ce jour même ; il a reçu en tout trois frictions.

Le 18, il étoit venu de nouveaux boutons aux mains, les autres s'amortiffoient ; il a été baigné le 29 ; néanmoins il a continué de paroître de nouveaux boutons jufqu'au 31, avec demangeaifon redoublant le matin. Le 8 juin, il y avoit encore des boutons à la main droite ; le 6 juillet, il étoit guéri.

XVIII.

Bourdelot, âgé de vingt-fept ans, s'eſt préſenté le 18 mai, ſa gale étoit sèche, peu abondante, remarquable ſur-tout au ventre & ſur les cuiſſes, elle datoit d'un mois ; il a été frotté trois fois, à commencer du 18.

Le 28 mai, il éprouvoit encore un peu de demangeaiſon, les boutons étoient amortis ; il a été baigné le 29, & le 31 il paroiſſoit guéri : ſa guériſon s'eſt bien ſoutenue.

XIX.

Louis Denys, âgé de quinze ans, s'eſt préſenté le 20 mai ; ſa gale contractée à l'hôtel de la Force, étoit ſimple, peu abondante, placée aux poignets & au corps, & accompagnée de beaucoup de demangeaiſons : il a éprouvé trois friction, à dater du 20 mai.

Le 28, ayant été frotté trois fois, il continuoit d'avoir beaucoup de demangeaiſons, ſes boutons commençoient à s'éteindre, mais il reſtoit beaucoup de rougeurs.

Le bain du 29 a calmé les demangeaiſons ; le 31 elles étoient revenues ; il y avoit des rougeurs aux poignets, & les cuiſſes avoient auſſi quelques reſtes de boutons avec demangeaiſon.

Le 8 juin, il aſſuroit n'avoir plus de demangeaiſons, mais il y avoit encore des traces de ces boutons, tant aux mains qu'aux cuiſſes.

Le 6 juillet, il étoit guéri.

XX.

Delaune, âgé de trente-trois ans, s'eſt préſenté le 20 ; il avoit eu la gale à l'hôtel de la Force, & s'étoit frotté deux fois dans cette maison : on avoit en conséquence décidé qu'on ne l'admettroit pas au traitement de M. l'abbé Quiret ; mais comme néanmoins on a continué de le frotter avec les autres, nous en tiendrons notice. Sa gale étoit simple & s'amortissoit déjà, mais il avoit encore beaucoup de demangeaisons ; il a été frotté trois fois, à dater du 20 mai.

Le 28, les boutons étoient en partie éteints, il n'avoit plus de demangeaisons ; le 31 , il avoit à la place des boutons, quelques rougeurs & point de demangeaisons ; il avoit été baigné le 29 : le 8 juin, il y avoit encore des traces de gale au poignet ; le 6 juillet, il étoit guéri.

X X I.

F. Rebouquet, âgé de dix-huit ans, avoit gagné la gale à l'Hôtel-Dieu, il s'est présenté le 20 mai ; sa gale étoit en petite quantité & simple, mais accompagnée de demangeaisons : il a été frotté trois fois, à dater du 20.

Le 28, les boutons étoient en partie éteints, il restoit peu de demangeaisons ; il a été baigné le 29 ; le 31, il avoit des boutons suppurans au poignet droit, quelques boutons simples au poignet gauche, mais sans demangeaisons.

Le 8 juin, il n'y avoit plus de boutons ; il restoit des croûtes au poignet droit.

Le 6 juillet, il a été jugé guéri, mais on a cru qu'il avoit besoin d'être purgé.

X X I I.

Femmes.

Jeanne Lhermini, âgée de cinquante-fix ans , ayant un bon teint & paroiſſant bien portante, s'eſt préſentée le 1 3 mai ; elle avoit, depuis ſix ſemaines, la gale ſeulement aux poignets, aux mains & juſqu'aux coudes.

Cette gale étoit ſimple, il y avoit cependant quelques croûtes en certains endroits, & beaucoup de démangeaiſons. Cette malade a commencé à être frottée le 1 5 mai, & a reçu les frictions demandées par M. Quiret, parce qu'une partie de cette gale étoit croûteuſe.

Les croûtes étoient tombées le 1 8 mai, après la ſeconde friction; elle n'a ceſſé juſqu'à la fin d'avoir de nouveaux boutons & des demangeaiſons, ſur-tout dans la paume des mains.

Le 6 juillet, il en exiſtoit encore, & toujours dans la paume des mains ; on n'a pas continué de la traiter quoiqu'elle ne fût pas guérie.

X X I I I.

Angélique le Long, âgée de vingt-deux ans, & cependant ayant l'air de la vieilleſſe, la peau sèche & baſanée, de la plus mauvaiſe conſtitution, ſans ſe plaindre d'aucune incommodité, ayant continuellement les mains froides, & cependant dans une moiteur perpétuelle, avoit la gale depuis deux mois, contractée à l'Hôtel-Dieu : cette gale étoit sèche, répandue par tout le corps avec beaucoup de demangeaiſons. La malade a été préſentée le 1 3 , ſon traitement a été commencé le 15, il a été porté à quatre frictions, à caufe de l'opiniâtreté des fymptômes.

Les demangeaifons & les boutons, fur-tout à la jambe & au pied, fe font long-temps foutenus ; la quatrième friction a été faite le 20 ; le 8 juin, il y avoit des boutons lymphatiques à la main droite, quelques reftes de gale à la jambe, & beaucoup de demangeaifons.

Le 6 juillet, cette malade paroiffoit guérie de la gale.

X X I V.

Gales anciennes.

Étienne Dulac, âgé de quinze ans, s'eft préfenté le 13 . mai ; il avoit une gale qui datoit de neuf mois ; on obfervoit des croûtes sèches en différentes parties, entr'autres une très-large à la cuiffe, mais dont la bafe étoit dartreufe, une moins large au coude, & beaucoup de petites puftules à la furface du corps : il a été frotté trois fois en tout, à commencer du 14.

On a obfervé que les demangeaifons qui accompagnoient la dartre de la cuiffe fe font diffipées, fur-tout après le bain du 29 ; le 3ᵉ mai, ce malade paroiffoit guéri de la gale & des demangeaifons, la dartre fubfiftoit.

Le 8 juin, il paroiffoit de nouveau un bouton galeux à la main droite, & le 6 juillet, le malade a paru avec un grand nombre de boutons fort fufpects à l'avant-bras droit ; on a jugé à propos de lui ordonner la tifane de patience, & de le purger.

(24)
X X V.

Gafpard Simonneau, âgé de treize ans, avoit la gale depuis dix-huit mois ; il avoit un nombre confidérable de puftules sèches, & un dépôt flegmoneux & fuppurant à la nuque depuis trois femaines : il s'eft préfenté le 13, & a été en tout frotté trois fois, à dater du 14 mai. Le dépôt s'eft bien guéri, il y avoit encore de nouveaux boutons le 28, avec demangeaifon. Le 31 mai & le 8 juin, il y avoit encore des reftes évidens de gale. M. l'abbé Quiret n'a pas cependant voulu qu'on le frottât davantage ; il n'étoit pas parfaitement guéri le 6 juillet, il avoit encore quelques reftes rouges & flegmoneux , & même quelques boutons très-fufpects : on a décidé qu'il feroit purgé & mis à l'ufage de la tifane de patience.

X X V I.
Gales rebelles à divers traitemens.

F. Ducharme , imprimeur en papiers peints , âgé de dix-fept ans, avoit la gale depuis deux ans & demi ; le caractère de fes boutons étoit petit & miliaire ; ils paroif-foient fur-tout aux bras, aux cuiffes & au dos. La deman-geaifon étoit confidérable, les glandes inguinales gonflées ; cette gale a reparu à plufieurs époques , après avoir cédé à divers traitemens ; il s'eft préfenté le 13, & a été frotté jufqu'à onze fois, à dater du 14.

La quatrième friction a été faite le 20 ; de nouveaux boutons avoient paru & les anciens fubfiftoient encore.

La

La cinquième a été faite le 28, les boutons confervoient toujours le même caractère : on a baigné ce malade au commencement de juin, le même état fubfiftoit encore le 8 de ce mois, & l'on a repris les frictions, qu'on a portées jufqu'au nombre de onze fans fuccès. Son père a affuré qu'il avoit toujours eu de ces fortes d'éruptions, qu'on n'avoit jamais pu guérir.

X X V I I.

Pierre Germain, âgé de vingt-quatre ans, avoit la gale depuis plus d'un an ; il avoit été déjà traité au dépôt ; la gale avoit difparu, & étoit reparue à la fuite d'une maladie ; elle n'étoit abondante qu'aux poignets : ce malade a été frotté trois fois, à dater du 14.

Après la troifième friction, la gale a difparu ; il eft tombé malade avec fièvre, dévoiement, grande demangeaifon ; on lui a donné, outre les tifanes indiquées, des bols fulfureux & le diafcordium, pour modérer le dévoiement ; la fièvre a ceffé ainfi que le dévoiement, mais la demangeaifon a augmenté ; le 6 juillet, il étoit encore cacochyme.

X X V I I I.

Defchamps, âgé de dix-fept ans, avoit eu la gale deux mois avant d'être préfenté au traitement de M. l'abbé Quiret ; il avoit été traité & guéri ; mais la gale a reparu à la fuite d'une maladie grave, qui s'eft terminée par cette éruption ; elle étoit abondante fur le dos, le ventre & les cuiffes : il s'eft préfenté le 18 mai, il a été en tout frotté trois fois, à dater du 18.

Il a paru quelques nouveaux boutons dans le cours du traitement, on l'a baigné le 29; le 31, il paroissoit guéri; sa guérison s'est soutenue, & il n'a point été malade.

X X I X.

Un jeune homme, âgé de dix‑neuf ans, avoit la gale depuis environ un an; il avoit été traité par le soufre & le beurre, & par la pommade citrine, & n'avoit point été guéri. La gale étoit abondante à la poitrine, aux cuisses, aux bras & aux poignets; il s'est présenté le 13 & a été frotté trois fois en tout, à dater du 15.

Les boutons des mains subsistoient le 28, quand tous les autres étoient au moins fort éteints; le 31, il avoit aux mains des boutons suppurans, & encore des restes de gale avec demangeaison; il a pris un bain ce jour même.

Le 8 juin, il y avoit encore des restes de gale avec demangeaison; mais M. l'abbé Quiret attribuant ces simptômes à l'échauffement, parce que ce malade jouissoit de sa liberté, ne voulut point lui administrer de nouvelles frictions.

Et en effet, le 6 juillet, ce malade a paru complétement guéri; il avoit été purgé, & devoit encore l'être.

Gales compliquées & anciennes.

X X X.

François Henry, âgé de trente ans, avoit une gale sèche, petite, très-abondante, aux extrémités supérieures & inférieures; mais les boutons de cette gale étoient des tumeurs

multipliées, point ulcérées, dont la couleur n'étoit pas différente de celle de la peau, & dont l'extrémité paroissoit à
peine vésiculeuse. Ce malade avoit suivi plusieurs traitemens pour la gale, à l'âge de douze ans, mais inutilement;
depuis il a subi des traitemens mercuriels pour des accidens vénériens; la gale n'a point cédé; il a de plus un
dépôt scrophuleux au bas de la joue droite.

Il a subi cinq frictions, mais sa gale a toujours subsisté,
& toujours dans le même état jusqu'à la fin : il s'est
toujours connu cette maladie.

Gale compliquée récente.

X X X I.

Hilaire Collin, âgé de quarante ans, étoit attaqué depuis
cinq semaines d'une gale qui sembloit scorbutique, à en
juger par la couleur violette des pustules; il avoit plusieurs
plaques très-larges, ayant le caractère dartreux, fort violettes & chargées de croûtes; elles étoient placées sur la
poitrine & le côté droit, & s'étendoient jusque sur le
dos; les gencives étoient en mauvais état. Ce malade a
été frotté quatre fois, à dater du 14 mai; la demangeaison
subsistoit encore le 28, il a été baigné le 29.

Le 31, les croûtes étoient entièrement tombées, les
demangeaisons étoient cessées, mais les plaques dartreuses,
sur lesquelles étoient les croûtes, subsistoient encore &
n'ont point cédé.

Enfin il a été reconnu guéri le 8 juin, & sa guérison

s'eſt ſoutenue; quant aux ſymptômes galeux, les plaques dartreuſes violettes ſont reſtées.

TELS ont été les phénomènes du traitement que nou avons ſuivi & qui a été conduit & dirigé par M. l'abbé Quiret. Dans le rapport que nous venons d'en faire, nous avons claſſé les maladies relativement à l'ancienneté & à l'opiniâtreté connue ou apparente de leurs ſymp-tômes; ainſi qu'à leurs complications; vingt-trois malades avoient des gales qu'on pouvoit regarder comme ré-centes : nous comprenons ſous ce titre des gales qui datent depuis huit jours juſqu'à trois mois, lorſqu'elles n'ont pas été traitées.

Les deux gales que nous avons nommées ſimplemnt *anciennes*, datoient l'une de neuf mois, l'autre de dix-huit.

Parmi celles que nous avons nommées *rebelles à divers traitemens*, on en compte trois anciennes & une qui ne datoit que de deux mois; celle-ci, ainſi qu'une des anciennes, avoit été traitée & guérie, mais étoit reparue à la ſuite d'une maladie, & comme ſi elle en eût été la criſe.

Enfin des deux gales compliquées, l'une l'étoit d'un vice écrouelleux, & le malade ſe l'étoit toujours connue; l'autre étoit jointe à des dartres ſcorbutique & ne datoit que de cinq ſemaines.

Mais pour porter un jugement définitif, il faut con-ſidérer nos malades autrement, & les claſſer relativement

aux phénomènes du traitement dont il eſt queſtion, c'eſt-
à-dire, relativement au nombre des friction employées,
à l'intégrité de la guériſon, au temps de la diſparition
des ſymptômes, &c.

I. *Relativement au nombre des frictions.*

1.° Vingt-deux des malades ci-devant nommés, ont
ſubi trois friction ſeulement, ce ſont ceux dont nous
avons expoſé l'hiſtoire ſous les N.os I, II, III, VII,
VIII, IX, XI, XII, XIII, XIV, XV, XVI, XVII,
XVIII, XIX, XX, XXI, XXIV, XXV, XXVII,
X, XXVIII & XXIX.

2.° Six autres en ont éprouvé quatre, ce ſont les
malades dont le traitement eſt décrit aux N.os IV, VI,
XXII, XXIII, XXXI.

3.° Deux ont été juſqu'à cinq, ce ſont les malades
déſignés ſous les N.os V & XXX.

4.° Enfin un ſeul malade a éprouvé un nombre indéfini
de friction, c'eſt-à-dire qu'elles ont été portées juſqu'à
onze, c'eſt le malade déſigné ſous le N.° XXVI.

À cet égard, comme à tous les autres, nous avons
laiſſé M. l'abbé Quiret arbitre du traitement.

II. *Relativement à l'intégrité de la guériſon.*

Il faut diviſer les malades en pluſieurs claſſes ; les uns
ont été guéris complètement, les autres avec des reſtes,
de nature à exiger l'uſage des purgatifs, & même de la

racine de patience; quelques-uns ont eu des récidives; d'autres enfin n'ont point été guéris du tout.

1.° Ceux qui ont été complètement guéris fans aucun refte qui put exiger de remèdes internes, font au nombre de dix-neuf; quinze d'entr'eux n'ont éprouvé que trois frictions, les quatre autres en ont fubi quatre.

Des quinze premiers, treize étoient du nombre de ceux dont les gales étoient récentes, & leur hiftoire eft expofée fous les N.°ˢ II, VIII, IX, XI, XIII, XIV, XV, XVI, XVII, XVIII, XIX, XX, XXI; les deux autres avoient des gales que nous avons défignées comme rebelles à divers traitemens; ce font les malades des N.°ˢ XXVIII & XXIX. Celui du N.° XXVIII, comme on peut le voir à fon article, avoit une gale qui ne datoit que de deux mois, mais qui après avoir été guérie, étoit revenue à la fuite d'une maladie, dont elle avoit paru être la crife; cependant ce malade n'a éprouvé aucune incommodité depuis fon traitement, par le remède actuel. Le malade N.° XXIX, avoit une gale qui datoit d'un an, & qui avoit été foumife inutilement à divers traitemens. Ces quinze-là donc ont été guéris complè-tement par trois frictions.

Pour les quatre qui ont été complètement guéris, mais par quatre frictions, trois d'entre eux avoient des gales récentes, défignées fous les N.°ˢ IV, X, XXIII: le quatrième N.° XXXI, avoit auffi une gale récente, mais compliquée d'une affection dartreufe fcorbutique.

2.° Les malades dont la gale peut être regardée comme

guérie , mais chez qui elle a laiſſé des reſtes qui ont paru exiger des remèdes internes, ſont au nombre de ſix ; cinq d'entre ces malades ont eſſuyé trois frictions ſeulement, ce ſont ceux des N.ᵒˢ I, III, VII, XII, XXV ; ce dernier avoit une gale ancienne.

Le ſixième a été frotté cinq fois, c'eſt celui du N.ᵒ V.

Mais il eſt une autre obſervation à faire à leur égard ; pluſieurs de ces ſix malades ont eu une diſparition totale des ſymptômes galeux , avant que les boutons flegmoneux ſe ſoient fait remarquer , tels ſont les malades des N.ᵒ VII & XII.

Dans les autres on n'a point remarqué d'intervalle d'une guériſon parfaite ; mais à la fin il ne reſtoit plus que ces reſtes équivoques, qui ont déterminé à recourir aux purgatifs.

Il eſt encore à remarquer relativement au malade N.ᵒ XII, que les boutons qui ont reparu ſur la fin du traitement de cet homme, n'étoient pas tout-à-fait du genre des flegmoneux, mais avoient un caractère plus ſuſpect, & qui à la rigueur, auroit pu faire ſoupçonner une récidive ; auſſi a-t-on inſiſté pour lui ſur l'uſage de la racine de patience, indépendamment des purgatifs.

3.ᵒ La récidive après la guériſon, s'eſt manifeſtée chez deux de nos malades, N.ᵒˢ XXIV & XXVII, mais ces deux malades ſont dans un cas bien différent l'un de l'autre.

Celui du N.ᵒ XXVII avoit déjà été guéri antérieurement, & la gale avoit reparu après une maladie grave. On peut voir par l'hiftoire de fon traitement, que cette fois-ci, la même chofe eft arrivée précifément; mais ici la nouvelle apparition de la gale n'étoit pas encore complette le 6 juillet, quoique les demangeaifons fuffent fort augmentées, & que les accidens de la répercuffion fuffent beaucoup diminués. On a vu que le malade, N.° XXVIII, a été plus heureux, quoique l'hiftoire antérieure de fa gale eût pu faire redouter les mêmes effets. Pour le malade, N.° XXIV, il avoit paru bien guéri le 31 mai; mais le 8 juin, il parut un bouton galeux à la main, & le 6 juillet, le nombre des boutons étoit très-confidérable, comme on peut le voir à fon article. Ici l'intervalle, entre la guérifon & la récidive, n'a été marqué par aucun accident qui pût faire foupçonner de répercuffion ; en forte qu'on pourroit croire que c'eft moins une récidive qu'une gale contractée de nouveau, ce qui peut venir de la difficulté qu'on a à contenir ces fortes de gens, que cependant on a eu foin de féqueftrer avec foin, pour les empêcher de communiquer avec les nouveaux arrivés , ou les galeux traités par la méthode ufitée au dépôt.

4.° Nous avons fait une quatrième claffe des malades qui n'étoient point guéris le 6 juillet; ils font au nombre de quatre , & leur hiftoire eft contenue aux N.° VI, XXII, XXVI, XXX.

Mais de ces quatre, il faut remarquer que ceux des N.° VI & XXII qui avoient des gales récentes, ont éprouvé des diminutions confidérables; ils ont été frottés l'un & l'autre quatre fois. Le N.° VI n'a plus montré, le

6 juillet

6 juillet que quelques boutons à la main & dans l'interſtice des doigts ; ils étoient vraiment galeux , & cependant ce malade , pour d'autres raiſons , avoit été purgé deux fois , mais le corps qui avoit eu beaucoup de gale en étoit exempt : M. l'abbé Quiret n'a pas jugé à propos qu'on le frottât davantage.

Le malade N.º XXII , qui étoit une femme , avoit eu des boutons aſſez nombreux , depuis les mains juſqu'au coude ; il n'en avoit plus le 6 juillet que dans les paumes des mains , vers les lignes qui les traverſent , mais ces boutons étoient accompagnés de grandes demangeaiſons. M. l'abbé Quiret n'a point voulu de nouvelle friction , & il a été impoſſible de retenir cette femme , dont le temps de détention étoit expiré.

Pour les malades des N.ºˢ XXVI & XXX , ils n'ont éprouvé aucune diminution qui pût faire eſpérer de guériſon , par la continuation du remède actuel.

Chez le malade du N.º XXVI , on auroit pu ſoupçonner une cauſe vénérienne, à cauſe des gonflemens qu'il avoit dans les aines , au commencement du traitement ; mais ce gonflement n'avoit point de caractère décidé vénérien , n'étoit ni dur ni douloureux , & le malade n'avouoit avoir éprouvé aucune affection du genre des maladies vénériennes ; & , ce qui démontreroit plus que tout le reſte l'abſence de cette cauſe , c'eſt que ſon père a déclaré lui avoir toujours connu des éruptions ſemblables à la gale , & qu'on n'avoit jamais pu guérir parfaitement.

Ainſi , dans l'exactitude la plus ſcrupuleuſe , les trente-un

E

malades dont nous venons de réunir l'hiſtoire , préſentent ; 1.° dix-neuf malades guéris complétement par le ſeul remède adminiſtré par M. l'abbé Quiret ; 2.° ſix autres chez leſquels des reſtes équivoques ont paru exiger qu'on réunît quelques remèdes internes pour compléter la cure ; 3.° deux qui ont eu des récidives , l'un deſquels a préſenté tous les caractères d'une répercuſſion fâcheuſe ; 4.° enfin , quatre autres qui n'ont point été guéris , mais deux deſquels ont éprouvé des diminutions qui auroient pu engager à plus de perſévérance dans l'adminiſtration du remède.

Si l'on veut préſenter la choſe ſous le point de vue le plus favorable au remède de M. l'abbé Quiret , on pourra regarder les boutons ſuſpects ſurvenus à la fin du traitement des malades N.°ˢ XII & XXIV , comme étrangers à leur première maladie , & comme provenans d'une nouvelle infection ; alors regardant la première gale comme guérie , on les ajoutera au nombre des dix-neuf guéris complétement, ce qui fera vingt-un. On retranchera encore du nombre des galeux , ce ſcrophuleux dont les tumeurs n'avoient pas évidemment le caractère de la gale , & paroiſſoient appartenir au vice écrouelleux. Alors le nombre des vrais galeux , traités par le remède de M. Quiret, ſe réduira à trente. On pourra encore ſuppoſer que les cinq qui ſont reſtés avec des boutons flegmoneux , ſe ſeroient inſenſiblement guéris ſans autres ſecours , comme il eſt arrivé à quelques autres, avant le terme du 6 juillet ; & alors ſur trente malades traités, on en comptera vingt-ſix de

guéris ; fur les quatre rèftans , on en remarquera deux dont
la guérifon auroit peut-être été obtenue , en employant
une cinquième friction ; un feul dont la gale a réfifté opiniâ-
trément fans aucune diminution ; un chez lequel le remède
a occafionné une répercuffion fâcheufe , & qui ne fauroit ,
d'après cela, être traité prudemment par aucune méthode
purement externe , fi ce n'eft peut-être par les rubéfians ,
tels que la dentelaire , ce qui mériteroit d'être éprouvé.

III. *Mais il nous refte un troifième ordre
d'obfevrations à faire, relativement au temps
de la difparition des fymptômes dans les
malades qui ont été guéris.*

Le point important qu'annonçoit M. l'abbé Quiret,
étoit que trois frictions fuffifoient pour la guérifon complète ; qu'il s'étoit déterminé à en faire quatre feulement
dans les gales croûteufes. Nous avons dit que cette affertion s'étoit vérifiée fur ceux d'entre nos malades qui
ont été guéris complétement , & l'on a vu que, fur le
nombre de dix-neuf, ou fi l'on veut vingt-un, il y en
a eu quinze , ou même dix-fept, qui n'ont éprouvé
que trois frictions , & quatre qui en ont fubi quatre. On
a vu que, parmi ceux qui , au nombre de cinq ou fix,
ont eu des reftes, pour lefquels on a cru devoir employer
les purgatifs , il y en a eu cinq , ou fi l'on veut quatre ,
qui ont été traités par trois frictions , & un auquel on en
a adminiftré cinq. Nous avons déjà obfervé qu'il eût fallu

peut - être en faire une cinquième à deux d'entre ceux qui n'ont pas été guéris, & qui n'en ont éprouvé que quatre ; les autres euffent inutilement fubi un plus long traitement. Ainfi, relativement à ceux qui ont été guéris, il s'eft trouvé quelque différence entre les promeffes de M. l'abbé Quiret, & les effets qui ont réfulté de l'ufage de fon remède.

Mais, quoique fon affertion portât principalement fur le nombre des friétions, il fembloit infinuer, & les procès-verbaux de l'Hôpital-général ont paru confirmer que la difparition totale des fymptômes fe faifoit en huit jours de temps, chez ceux dont les gales fimples n'avoient exigé que trois friétions ; & que chez ceux dont les gales croûteufes avoient paru en exiger quatre, il falloît quinze jours environ pour que cette difparition fût com-plète. A cet égard nous avons obfervé quelque diffé-rence, & en portant les yeux fur l'extrait que nous avons donné de nos journaux, on trouvera que parmi ceux qui ont été guéris complétement par trois friétions, le malade du N.° VIII feul a pu être guéri en huit à dix jours ; celui N.° XVIII en douze jours ; ceux des N.°ˢ XVI & XXVIII en treize jours ; ceux des N.°ˢ II, XIII & XIV, & même fi l'on veut celui du N.° XXIV, en quatorze jours. Le malade du N.° XII, fi l'on veut le joindre à la lifte des guéris, l'aura été en feize jours ; le malade N.° IX en dix-fept jours ; celui du N.° XV, a pu aller jufqu'à dix-huit jours ; enfin les malades des N.°ˢ XVII, XIX, XX & XXIX, ont exigé certainement plus de vingt jours & ont pu aller jufqu'à trente. Parmi ceux pour lefquels on a employé quatre frictions, le malade N.° IV feul a été guéri en quatorze jours ; celui du N.° XXXI l'a été en dix - fept ; celui du N.° XIV à peu - près en vingt jours , & celui du N.° XXIII l'a été au bout de trente jours environ.

Pour ceux que nous avons jugé devoir être purgés, deux d'entre ceux qui ont éprouvé feulement trois frictions, ont eu un intervalle de guérifon complète apparente , ce qui a eu lieu pour le malade N.° I, au bout de dix à douze jours de traitement ; & pour le malade N.°ˢ VII, au bout de dix - fept jours. Nous avons déjà parlé du malade N.° XII ; les autres marqués N.° III & XXV, ainfi que le malade N.° V qui a été frotté cinq fois, n'ont ceffé d'avoir ou des boutons vraiment galeux , ou des boutons lymphatiques , ou des boutons flegmoneux , la plupart du temps avec demangeaifon , jufqu'au cinquante-troifième jour, où les boutons flegmoneux fubfiftoient encore.

A l'égard du malade N.° XXVII , qui a éprouvé une répercuffion fâcheufe , fa gale a difparu le cin-quième jour du traitement , après avoir fubi la troifième friction , & de ce moment il a reffenti tous les accidens fâcheux dont nous avons parlé. La promptitude avec laquelle les accidens ont fuivi, dans ce malade, la difpari-tion de la gale , autorife encore à foupçonner que la rechute du malade N.° XXIV , ainfi que le renouvellement des boutons fufpects de celui du N.° XII , feroient plutôt dûs

à une nouvelle infection, qu'à une éruption fupprimée &
reparoiffante. Cette réflexion tranquillife auffi fur l'état du
malade N.° XXVIII, dont la gale, avant le traitement
actuel, avoit paru être la crife d'une maladie occafionnée
par une répercuffion de la même humeur, & qui n'a
cependant éprouvé aucun accident dans le traitement de
M. Quiret.

Une autre réflexion qu'il eft néceffaire de faire ici,
c'eft que les frictions ayant été faites de deux jours l'un, le
traitement pour ceux qui en ont éprouvé trois, a été terminé
dans l'efpace de cinq jours, y compris les deux jours pour
les intervalles des frictions; pour ceux qui ont été frottés
quatre fois, il a duré fept jours ; pour le malade N.° V,
qui a été frotté cinq fois, la dernière & cinquième friction
ayant été faite le 28, fon traitement a duré quatorze jours.
Je ne compte pas ici ceux qui n'ont pas été guéris. En
comparant cette durée avec l'efpace qui s'eft écoulé entre
le commencement du traitement & l'entière difparition
des fymptômes, ou au moins des fymptômes fufpects,
on verra combien il s'eft écoulé de temps entre les der-
nières frictions & la guérifon; on verra que parmi les
malades qui ont été complétement guéris, il y en a dont le
traitement n'a duré que cinq jours, & dont cependant la
guérifon ne s'eft faite qu'au bout de plus de vingt jours;
on en verra dont le traitement a duré fept jours, & dont la
guérifon ne s'eft complétée qu'au bout de trente ; & fi l'on
confidère ceux dont on a cru devoir compléter la guérifon par des purgatifs, on verra que la différence entre la

durée de la maladie & la durée du traitement, est encore bien plus grande. Pendant cette prolongation de temps, il a paru des boutons galeux, il y a eu des boutons lymphatiques & des boutons flegmoneux, qui se sont dissippés ensuite d'eux-mêmes, & sans se renouveler, ce qui n'arrive pas ordinairement dans les gales abandonnées à elles-mêmes ; d'où naît une réflexion bien importante sur la durée des effets de certains remèdes appliqués à la peau. On ne peut douter qu'ils ne pénètrent à l'intérieur, & qu'alors ils ne deviennent diaphorétiques ; mais ce qui est étonnant, c'est que cet effet diaphorétique se continue si long-temps après qu'on a cessé d'en faire usage ; au reste, peût-être cette durée même n'est-elle dûe qu'à la réunion dans un même lieu de malades traités par le même remède, & l'on ne verroit peut-être pas des effets aussi long-temps prolongés chez des malades isolés & traités à part.

Quoi qu'il en soit de l'observation exacte des effets du remède administré par M. l'abbé Quiret au dépôt de Saint-Denys, nous sommes en droit de tirer les conclusions suivantes.

1.° Que le remède préparé à la manière de M. l'abbé Quiret est bon en général, puisqu'il a guéri complétement la plupart des malades que nous avons traités.

2.° Que, pour que la guérison soit complète, il suffit ordinairement de trois frictions.

3.° Que, quoique certains simptômes traînent en longueur après le traitement fini, il n'est pas toujours nécessaire de renouveler les frictions.

4.° Que ce remède fait fortir différens boutons, après que ceux qui conftituent l'ancienne gale ont été amortis uo détruits.

5.° Qu'il eft des cas où réellement on n'a pas befoin d'unir des remèdes internes aux frictions faites avec ce remède.

6.° Qu'il en eft cependant où ces remèdes paroiffent néceffaires pour compléter la cure.

7.° Qu'il eft des cas où non-feulement on a befoin de plus de trois frictions, mais encore où ce remède n'a point opéré une guérifon complète, quoique ces cas foient en général le plus petit nombre.

8.° Qu'il eft des gales qui réfiftent à l'action de ce remède, ainfi qu'à tous les autres,

9.° Qu'il eft des cas même où ce remède, qui d'ailleurs ne paroît pas agir communément comme répercuffif, peut cependant opérer, comme la plupart des remèdes externes, des répercuffions fâcheufes, fi le malade n'eft pas d'ailleurs traité convenablement : c'eft ce qu'il n'a pas été poffible de méconnoître dans l'obfervation faite fur le malade N.° XXVII. Ces cas doivent dépendre de la nature de la gale & de la conftitution du fujet,

10.° Que les expériences dont nous venons de rendre compte, prouvent bien que le remède de M. l'abbé Quiret peut être mis au nombre des bons remèdes connus & employés pour le traitement de la gale ; mais qu'à en juger par les faits dont nous avons été témoins, il n'eft ni fupérieur aux meilleurs remèdes connus, ni abfolument exempt

des

des inconvéniens des traitemens empiriques , qui feroient employés fans difcernement & fans méthode.

Il eft bien vrai que les fuccès obtenus dans les maifons de l'hôpital général , font beaucoup plus complets que ceux que M. l'abbé Quiret a obtenus fous nos yeux. Quelle que foit la caufe de cette différence , il eft encore vrai que, d'après les rapports de M.rs Girardeau & Collon, la comparaifon faite entre le traitement adminiftré par M. Quiret, & celui qui étoit en ufage dans ces maifons, eft toute à l'avantage du premier, & pour la fûreté du remède, & pour la promptitude de fon action; mais auffi il faut convenir que la lenteur des progrès du traitement ancien de l'hôpital eft fingulière; & que, quand on voit qu'il eft prouvé, par les procès-verbaux comparatifs, que les gales les plus fimples & les plus récentes, traitées par la méthode de l'hôpital , font au moins cinq femaines à guérir , on ne peut s'empêcher d'accufer de quelque vice ce traitement ancien, puifqu'il n'eft aucun praticien qui n'ait obtenu des fuccès beaucoup plus prompts par des remèdes très-ordinaires. D'après cela, on ne peut difconvenir que M. l'abbé Quiret n'ait rendu un fervice réel à ces maifons, en fubftituant un remède généralement bon & d'un prompt effet, à une méthode longue, incertaine & fautive.

Ainfi, il faut confidérer le remède de M. Quiret fous deux rapports ; fous le rapport général des méthodes employées pour le traitement de la gale , & fous celui de la pratique reçue à l'hôpital général pour le traitement de cette même maladie.

F

Sous le premier rapport , le remède de M. l'abbé Quiret doit être mis au nombre des meilleurs remèdes, mais on ne peut le regarder comme nouveau, puifque, tel que M. Quiret le prépare, il eft employé dans une des plus grandes provinces de France, & peut-être en beaucoup d'autres lieux encore. On ne peut pas non plus le regarder comme fupérieur à tous les autres remèdes externes, puifque nous avons éprouvé, 1.° qu'il étoit des cas, quoique rares, où il pouvoit, ainfi que tous les autres, occafionner des répercuffions; 2.° qu'il n'étoit pas toujours également fûr, ni toujours également prompt dans fes effets.

Sous le fecond rapport , il paroît démontré que pour l'hôpital général, & pour le plus grand nombre des hôpitaux du royaume , ce remède eft nouveau & fupérieur à la méthode qui y eft admife depuis très-long-temps, puifqu'il la paffe conftamment par la promptitude & la fûreté de fon action.

Au Louvre, ce 24 août 1786. *Signé* DE JUSSIEU, JEANROI, COLOMBIER, DEHORNE, DELALOUETTE, ANDRY, DE CHAMSERU, VICQ-D'AZYR, & HALLÉ.

Je certifie la préfente copie conforme à l'original contenu dans les regiftres de la Société royale de Medécine, & au jugement de cette compagnie qui a adopté ce rapport dans fon entier.
Signé VICQ-D'AZYR Secrétaire perpétuel.

F I N.

www.ingramcontent.com/pod-product-compliance
Lightning Source LLC
LaVergne TN
LVHW011407170726
843501LV00006B/2066